Umschreibungen Märchen

Wie lautet des Rätsels Lösung? Seniorenbeschäftigung und Gedächtnistraining Rätsel

60 Ratespiele für Senioren – Band 14

Kristina Büttertz

Senioren Beschäftigungen

1. Auflage

©2020 Senioren Beschäftigungen

Alle Rechte vorbehalten

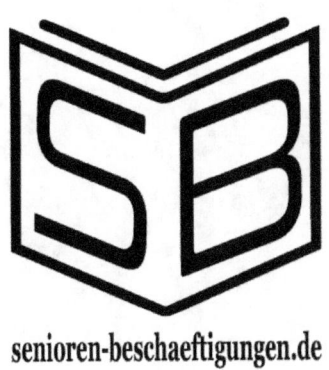

senioren-beschaeftigungen.de

Als Zusatz zum Buch haben wir weitere kostenlose Aktivierungen zum Downloaden bereitgestellt.

Unter folgendem Link erhältst du die erstklassigen, kostenlosen Übungsvorlagen zum Downloaden: https://bit.ly/buchbonus

Folge uns auf Social Media!

Inhaltsverzeichnis

Einleitung 9

Rätsel 1: 11

Rätsel 2: 12

Rätsel 3: 13

Rätsel 4: 14

Rätsel 5: 15

Rätsel 6: 16

Rätsel 7: 17

Rätsel 8: 18

Rätsel 9: 19

Rätsel 10: 20

Rätsel 11: 21

Rätsel 12: 22

Rätsel 13: 23

Rätsel 14: 24

Rätsel 15: 25

Rätsel 16: 26

Rätsel 17: 27

Rätsel 18: 28

Rätsel 19: 29
Rätsel 20: 30
Rätsel 21: 31
Rätsel 22: 32
Rätsel 23: 33
Rätsel 24: 34
Rätsel 25: 35
Rätsel 26: 36
Rätsel 27: 37
Rätsel 28: 38
Rätsel 29: 39
Rätsel 30: 40
Rätsel 31: 41
Rätsel 32: 42
Rätsel 33: 43
Rätsel 34: 44
Rätsel 35: 45
Rätsel 36: 46
Rätsel 37: 47
Rätsel 38: 48

Rätsel 39: 49

Rätsel 40: 50

Rätsel 41: 51

Rätsel 42: 52

Rätsel 43: 53

Rätsel 44: 54

Rätsel 45: 55

Rätsel 46: 56

Rätsel 47: 57

Rätsel 48: 58

Rätsel 49: 59

Rätsel 50: 60

Rätsel 51: 61

Rätsel 52: 62

Rätsel 53: 63

Rätsel 54: 64

Rätsel 55: 65

Rätsel 56: 66

Rätsel 57: 67

Rätsel 58: 68

Rätsel 59: 69

Rätsel 60: 70

Lösungen 71

ENDE 74

Weitere Senioren Beschäftigungen 75

Einleitung

Ich begrüße dich ganz herzlich zu diesem Rätselwerk, in dem es um die verschiedensten Märchen, Gegenständen oder Begriffe der Geschichten geht. Ob wilde, lustige, große, kleine, süße, traurige oder gefährliche Märchen – hier erlebst du einen Ausflug in die Märchenwelt. Einen Ausflug der besonderen Art, denn dieser Ausflug wird dir mit jeder Menge Rätselspaß versüßt! 60 Rätsel werden dir im Zuge dieses Werkes angeboten. 60 Umschreibungen, die es zu lösen gilt. Diese Umschreibungen haben alle eine Gemeinsamkeit: es wird jeweils ein Märchen gesucht, das du mit Sicherheit schon 1000-mal gehört oder gesehen hast. Doch errätst du dieses Märchen auch, wenn du es nicht vor dir siehst, wenn du es nicht hören oder sogar anfassen kannst? Dieses Rätselwerk enthält 60 Rätsel, die allesamt gleich aufgebaut sind. Es werden jeweils sechs Tipps gegeben, die alle auf ein- und dasselbe Märchen hindeuten. Zum Ende der Indizien ist das gesuchte Märchen in den Lösungen angegeben. Dieses Werk wurde für Senioren geschrieben, die ihr Gehirn fit halten oder eventuell einem anfänglichen Demenz-Stadium entgegenwirken wollen.

Es empfiehlt sich, dieses Rätselwerk als Spielleiter bzw. Fragensteller zu erwerben und dieses Rätselbuch beispielsweise in einem Seniorenheim auszuprobieren.

Die verschiedenen Hinweise können vom Spielleiter einfach vorgelesen werden. Nach jedem Tipp kann sich der Senior oder die Seniorin überlegen, ob er bzw. sie auf die Lösung kommt und kann ggf. einen Tipp abgeben. Am Ende kann der Spielleiter ggf. noch weitere Tipps geben oder das Rätsel auflösen, sofern es aufgelöst bzw. erraten wurde. Natürlich ist dieses Werk auch für Gruppenspaß geschaffen. Senioren können dabei in zwei oder in mehrere Gruppen aufgeteilt werden und raten dann gemeinsam im Team gegen andere Teams. Mehr Senioren sorgen natürlich auch für mehr Wissen und folglich entstehen mehr Ideen. Die Lösungen der Rätsel findest du am Ende des Buches, somit können die Rätsel auch alleine gelöst werden. Ich wünsche dir viel Spaß bei den folgenden 60 Rätseln über ganz verschiedene Märchen mit ganz individuellen Eigen- und Besonderheiten, die im Zuge dieses Werkes gewürdigt werden!

Rätsel 1:

Wie lautet die Lösung des Rätsels?

Das gesuchte Märchen handelt von einer Prinzessin von großer Schönheit.

Sie hat keine leiblichen Eltern mehr, dafür aber eine böse Stiefmutter.

Die Prinzessin flieht eines Tages in den Wald.

Sie lebt dort eine Zeit lang mit Wesen zusammen, die als klein gewachsen bezeichnet werden können.

Außerdem spielt in dem Märchen ein Spiegel eine wichtige Rolle.

Genauso wie ein vergifteter Apfel.

Rätsel 2:

Wie lautet die Lösung des Rätsels?

In dem Märchen geht es um die Tochter eines Königspaars.

Sie wird als Baby verflucht.

Den Fluch spricht eine von 13 Feen aus, die nicht zum Fest zur Geburt eingeladen wurde.

Die Prinzessin fällt im Jugendalter in einen tiefen Schlaf.

Das gesamte Schloss wird von Dornen umrankt.

Sie erwacht durch den Kuss eines Prinzen.

Rätsel 3:

Wie lautet die Lösung des Rätsels?

Das gesuchte Märchen trägt den Namen der Hauptfigur.

Die Hauptfigur hilft einer Müllerstochter, Stroh zu Gold zu spinnen.

Sie will dafür das Erstgeborene als Belohnung.

Als das Kind da ist, gibt die Figur der Mutter drei Tage Zeit für die Lösung eines Rätsels.

Die Figur verrät sich am Schluss durch ein Lied selbst und nennt darin die Lösung.

Die Mutter darf ihr Erstgeborenes behalten.

Rätsel 4:

Wie lautet die Lösung des Rätsels?

In dem Märchen geht es um zwei Schwestern.

Sie nehmen eine Zeit lang jeden Abend einen Bären bei sich auf.

Der Bär muss im Frühjahr fort, um seine Schätze vor Zwergen zu schützen.

In der Zwischenzeit begegnen die Schwestern drei Mal einem Zwerg.

Beim vierten Treffen kommt auch der Bär dazu und tötet den Zwerg.

Der Bär verwandelt sich in einen Prinzen, der vom Zwerg verwünscht wurde.

Rätsel 5:

Wie lautet die Lösung des Rätsels?

Gesucht wird ein Märchen, in dem es um zwei Kinder geht.

Die Geschwister werden im Wald ausgesetzt.

Sie finden dort ein Haus, gemacht aus Süßigkeiten.

Eine Hexe wohnt dort.

Sie mästet den Jungen und zwingt das Mädchen zur Arbeit.

Die Kinder verbrennen die Hexe am Ende im Ofen und können fliehen.

Rätsel 6:

Wie lautet die Lösung des Rätsels?

In diesem Märchen verliert eine Prinzessin ihr Spielzeug in einem Brunnen.

Ein Frosch bringt es ihr zurück.

Im Gegenzug soll die Königstochter Bett und Essen mit ihm teilen.

Der Frosch folgt der Prinzessin ins Schloss.

Die Prinzessin wirft den Frosch gegen die Wand, als er das Bett teilen will.

Der Frosch verwandelt sich daraufhin jedoch in einen Prinzen.

Rätsel 7:

Wie lautet die Lösung des Rätsels?

Das Märchen handelt von zwei sehr unterschiedlichen Stiefschwestern.

Dem fleißigen Mädchen fällt eine blutige Spule in einen Brunnen.

Sie soll sie holen und erwacht auf einer Wiese.

Dort dient sie einer alten Frau, die sie zum Abschied belohnt.

Die Stiefmutter schickt auch ihre eigene faule Tochter dort hin.

Diese hilft nicht und wird am Ende mit Pech statt Gold übergossen.

Rätsel 8:

Wie lautet die Lösung des Rätsels?

Gesucht wird ein Märchen über ein Mädchen.

Das Mädchen soll zu seiner Großmutter gehen, die im Wald lebt.

Im Wald trifft das Mädchen auf einen Wolf.

Sie wird von dem Wolf getäuscht.

Die Großmutter und auch das Mädchen werden gefressen.

Das Mädchen ist bekannt dafür, etwas Rotes zu tragen.

Rätsel 9:

Wie lautet die Lösung des Rätsels?

In diesem Märchen geht es um ein junges Mädchen, das bei ihrer Stiefmutter und deren zwei Töchtern lebt.

Sie wird dort als Dienstmädchen angesehen und muss arbeiten.

Eines Tages gibt der König einen Ball.

Das Mädchen geht heimlich ebenfalls dorthin und tanzt mit dem Prinzen.

Sie verliert dort einen Schuh.

Mithilfe des Schuhs sucht der Prinz nach ihr.

Rätsel 10:

Wie lautet die Lösung des Rätsels?

Ein Mädchen wird von einer Zauberin in einem Turm gefangen gehalten.

Niemand außer der Zauberin kann zu ihr.

Irgendwann wird ein Prinz vom Gesang des Mädchens angelockt und er imitiert die Rufe der Zauberin.

Das Mädchen und der Prinz verlieben sich, werden aber von der Zauberin erwischt und getrennt.

Die Haare des Mädchens spielen eine wichtige Rolle.

Am Ende finden das Mädchen und der Prinz wieder zusammen, die Haare des Mädchens hat die Zauberin abgeschnitten.

Rätsel 11:

Wie lautet die Lösung des Rätsels?

Der Name dieses Märchens enthält eine bestimmte deutsche Stadt.

In dem Märchen geht es um Tiere.

Außerdem geht es um Musik.

Die Tiere ziehen durch einen Wald.

Sie entdecken dort etwas, das ihnen sehr gefällt.

Am Ende beschließen sie, dort zu bleiben.

Rätsel 12:

Wie lautet die Lösung des Rätsels?

In diesem Märchen wird ein armer Mann durch ein Missverständnis Kommandeur der Reitertruppen des Königs.

Die anderen Reiter fürchten ihn und verlassen den Trupp.

Der König bereut seine Entscheidung und will sich des Mannes entledigen.

Er verspricht ihm seine Tochter und das Königreich, sofern er Prüfungen für ihn bestehe.

Insgesamt übersteht der Mann drei Prüfungen mit Einfallsreichtum und Geschick.

Der König muss sein Versprechen halten und der arme Mann heiratet die Prinzessin.

Rätsel 13:

Wie lautet die Lösung des Rätsels?

Gesucht wird ein Märchen über ein Tier.

Dieses Tier wird einem armen Mann von seinem Vater vermacht.

Der Mann geht auf eine Bitte des Tiers ein.

Aus Dankbarkeit verhilft das Tier ihm zu Reichtum und Glück.

Am Ende wird der Mann sogar König.

In dem Märchen spielt ein bestimmtes Paar Schuhe eine wichtige Rolle.

Rätsel 14:

Wie lautet die Lösung des Rätsels?

Einem Jungen mit einer besonderen Eigenschaft ist die Königstochter versprochen.

Der König will dies verhindern und versucht ihn zu töten.

Die Versuche misslingen und so stellt der König ihm eine scheinbar unmögliche Aufgabe.

Der Junge soll etwas von jemandem bringen, der für das Böse in vielen Religionen steht.

Ihm gelingt die Reise zu dem Ort, an dem dieses Wesen lebt und er bekommt das Verlangte.

Am Ende sorgt er dafür, dass der König der neue Fährmann wird.

Rätsel 15:

Wie lautet die Lösung des Rätsels?

Das gesuchte Märchen handelt von einem Wunsch, der ohne ihn wirklich ernst zu meinen in Erfüllung geht.

Die Söhne eines Mannes werden dadurch alle in ein bestimmtes Tier verwandelt.

Die Tochter macht sich nach Jahren auf die Suche.

Nach einer langen Reise bekommt sie einen Hinweis von den Sternen.

Um etwas zu öffnen, hackt sie sich ein bestimmtes Körperteil ab.

Sie kann ihre Brüder letztendlich erlösen.

Rätsel 16:

Wie lautet die Lösung des Rätsels?

Gesucht wird ein Märchen über einen Mann mit ganz eigener Perspektive auf das Glück.

Er wird für seine Arbeit mit etwas sehr wertvollen und schweren belohnt.

Dies tauscht er ein, gegen etwas anderes, das ihn voranbringt.

Er tauscht immer wieder und hat dabei stets das Gefühl, großes Glück zu haben.

Am Ende verliert er seinen letzten Tausch.

Auch damit ist er durch seine Sichtweise voll und ganz glücklich.

Rätsel 17:

Wie lautet die Lösung des Rätsels?

In diesem Märchen geht es um zwei Tiere.

Das eine macht sich über das andere lustig.

Es geht um Schnelligkeit.

Durch eine List kann der vermeintlich Langsamere den Schnellen schlagen.

Dieser verlangt Revanche.

Am Ende stirbt der Schnellere nachdem er immer wieder reingelegt wurde.

Rätsel 18:

Wie lautet die Lösung des Rätsels?

Es handelt sich um ein Tiermärchen.

Der Böse in der Geschichte versucht sich Zugang zum Haus zu verschaffen.

In diesem lässt eine Mutter ihre Kinder eine Weile allein und warnt sie.

Durch List und Trug kommt der Böse herein.

Alle bis auf eines der Kinder werden gefressen.

Als die Mutter zurückkommt und das eine Kind findet, können sie die anderen Kinder retten und den Bösen überlisten.

Rätsel 19:

Wie lautet die Lösung des Rätsels?

Es wird ein Märchen gesucht über eine verwöhnte Königstochter.

Sie macht sich über den lustig, der dem Märchen den Namen gab.

Zur Strafe muss sie mit einem Spielmann nach Hause gehen.

Fortan arbeitet sie für ihn.

Irgendwann arbeitet sie auch als Dienstmagd im Schloss.

Bei einem Tanz entpuppt sich dann der, den sie verspottet hatte, als Spielmann.

Rätsel 20:

Wie lautet die Lösung des Rätsels?

In diesem Märchen geht es um Neugierde.

Die Neugierde kostet einen hohen Preis.

Es geht um einen Mann und seine Ehefrauen.

Der Bart des Mannes hat eine ungewöhnliche Farbe.

Er stellt seine Frau auf die Probe.

Am Ende wird die Frau zur Witwe.

Rätsel 21:

Wie lautet die Lösung des Rätsels?

Der gesuchte Begriff bezeichnet ein Mitglied einer Adelsfamilie.

Außerdem beschreibt sie eine weibliche Person.

In Märchen muss sie oft gerettet werden.

Oder sie stellt den Preis dar.

Oft besitzt sie großen Reichtum.

Zudem wohnt sie oder ihre Familie in einem besonderen Gebäude.

Rätsel 22:

Wie lautet die Lösung des Rätsels?

Gesucht wird ein Tier.

Es wird oft als böse dargestellt.

Das Tier lebt üblicherweise im Wald.

Das Tier spielt ebenfalls in der Gründungsgeschichte Roms eine wichtige Rolle.

Oft wird es in Verbindung mit dem Mond gebracht.

Es lebt im Rudel, allerdings gibt es auch Einzelgänger.

Rätsel 23:

Wie lautet die Lösung des Rätsels?

Gesucht wird die Bezeichnung für ein Bauwerk.

Dieses Bauwerk beherbergt für gewöhnlich viele Menschen.

Diese Menschen gehören meist dem Adel an.

In dem Bauwerk finden oft große Festlichkeiten statt, genügend Raum ist da.

Außerdem wird es meist von den Dienern und Mitarbeitern der Adelsfamilie gepflegt.

Es ist oft prunkvoll gebaut und stellt eine Sehenswürdigkeit dar.

Rätsel 24:

Wie lautet die Lösung des Rätsels?

Gesucht wird der Begriff für einen Mann, der viel Verantwortung trägt.

Sein Leben dreht sich um sein Volk.

Doch hat er nie wirklich unter seinem Volk gelebt.

Ein Nachfolger wäre sein Sohn, doch nicht jeder Sohn ist automatisch ein Nachfolger.

Sein Kopf trägt das Zeichen seines Amtes.

Außerdem besitzt er den Reichtum eines Landes.

Rätsel 25:

Wie lautet die Lösung des Rätsels?

Der gesuchte Begriff steht für etwas Magisches.

Einmal ausgesprochen, ist es meist schwer, es rückgängig zu machen.

Oft braucht es dazu etwas Bestimmtes oder eine bestimmte Person.

Die betroffene Person hat darunter zu leiden.

Es bindet, ohne Fesseln zu brauchen.

Das Gegenteil wird als Segen bezeichnet.

Rätsel 26:

Wie lautet die Lösung des Rätsels?

Das gesuchte Wort beschreibt etwas, das nicht greifbar ist.

Dennoch greift es überall.

Das Wort sorgt für Leben und Tod.

Jeder besitzt es und wird davon besessen.

In vielen Märchen hat die Hauptfigur nur eine begrenzte Menge davon zur Verfügung.

Das gesuchte Wort ist ebenso abhängig von Veränderung wie andersherum auch.

Rätsel 27:

Wie lautet die Lösung des Rätsels?

Die gesuchte Bezeichnung wird nur für Männer verwendet.

Allerdings nur, wenn sie Söhne königlichen Blutes sind.

Meist werden sie von vielen Damen begehrt.

Außerdem verbinden ihn viele mit einem weißen Ross.

In Märchen und Geschichten muss er sich oft als würdig erweisen.

Die weibliche Version der gesuchten Bezeichnung wird sowohl für seine Schwester als auch die bevorzugte Wahl zur Vermählung verwendet.

Rätsel 28:

Wie lautet die Lösung des Rätsels?

Gesucht wird der Name eines Tieres.

Es steht oft für Unglück oder den Tod.

Das Tier kann sehr alt werden.

Außerdem bewegt es sich überwiegend in der Luft.

Ein wesentliches Merkmal der Erscheinung ist seine Farbe.

In einem bestimmten Märchen werden gleich sieben Brüder, die in dieses Tier verwandelt wurden, von ihrer Schwester gerettet.

Rätsel 29:

Wie lautet die Lösung des Rätsels?

Die gesuchte Bezeichnung steht für ein magisches Wesen.

Es kann meist zaubern oder Wünsche erfüllen.

Außerdem kann es fliegen.

Die Wesen sind eng mit der Natur verbunden.

Es gibt Gute und Böse.

Die meisten von diesen Wesen werden als sehr klein beschrieben.

Rätsel 30:

Wie lautet die Lösung des Rätsels?

Gesucht wird der Begriff für einen bestimmten Lebensraum.

Hier leben hauptsächlich Tiere.

In Märchen leben auch magische Wesen hier.

Außerdem wird sich oft verirrt.

Erst eine gewisse Menge dessen, woraus er besteht, macht ihn zu dem, was er ist.

Er ist Schauplatz für einige Märchen, zum Beispiel auch in einem, das von zwei hier ausgesetzten Kindern handelt.

Rätsel 31:

Wie lautet die Lösung des Rätsels?

Gesucht wird die Bezeichnung einer weiblichen Figur.

Im klassischen Sinn wird sie oft als alte Frau dargestellt.

Außerdem spielt sie in Märchen meist eine böse Rolle.

Sie kann Magie benutzen.

Menschen bringen sie oft mit einem Besen in Verbindung.

Zudem soll sie ab und zu auch Kinder essen.

Rätsel 32:

Wie lautet die Lösung des Rätsels?

Der Begriff beschreibt einen Menschen in einem bestimmten Abschnitt des Lebens.

In Märchen wird manchmal nach genau solchen verlangt.

Andere werden während dieses Abschnitts bereits verflucht oder gestohlen.

Dies geht in dieser Phase leichter, weil der Mensch nahezu hilflos ist.

Es ist in dieser Zeit vollkommen von den Eltern abhängig.

Außerdem kann es nicht sprechen.

Rätsel 33:

Wie lautet die Lösung des Rätsels?

Dieses Wort bezeichnet eine Frau.

Sie hat ein oder mehrere Kinder, die sie nicht zur Welt gebracht hat.

In Märchen spielt sie meist eine böse Rolle.

So leiden in den meisten Fällen ihre nicht leiblichen Kinder unter ihr.

Sie ist mit einem Witwer oder Geschiedenen verheiratet.

Eine Verniedlichung der Bezeichnung für diese Frau ist ebenfalls der Name einer Blume.

Rätsel 34:

Wie lautet die Lösung des Rätsels?

Gesucht wird ein Begriff, der ein bestimmtes Verhältnis zwischen Familienmitgliedern beschreibt.

Die Anzahl der Mitglieder dieses Verhältnisses kann sich verändern.

Der Begriff jedoch dadurch nicht.

Auch das Geschlecht und Alter spielen keine Rolle.

Egal wie viel sie streiten, eine Scheidung ist unmöglich.

Der Begriff trifft ein Leben lang zu.

Rätsel 35:

Wie lautet die Lösung des Rätsels?

Es wird ein bestimmtes Nahrungsmittel gesucht.

Dabei handelt es sich um etwas, das sowohl süß, als auch sauer schmecken kann.

Es ist vor allem für ein Märchen bekannt, in dem es als Mittel zur Vergiftung genutzt wurde.

Das Nahrungsmittel ist jedoch eigentlich ungiftig.

Manche bevorzugen es als Mus, andere essen um die Kerne herum.

Darin sind viele Vitamine.

Rätsel 36:

Wie lautet die Lösung des Rätsels?

Gesucht wird die Bezeichnung für eine Veranstaltung.

Hier wird viel getanzt.

In Märchen und in alten Zeit wurde so etwas bevorzugt im Schloss oder vom Adel organisiert.

Manchmal wird zu diesem Anlass eine Maske getragen.

Abendgarderobe ist hier Pflicht.

Oft wurden so bestimmte Anlässe gefeiert und auch die Ausschau nach geeigneten Ehepartnern ergab sich so.

Rätsel 37:

Wie lautet die Lösung des Rätsels?

Dieses Wort steht für etwas, was viele gerne haben wollen, aber nur wenige besitzen.

Man kann es fühlen, jedoch nicht anfassen.

Man kann es nicht kaufen, sich aber verdienen.

Manche Menschen ziehen dafür in den Kampf.

Wie viel jemand letztendlich davon besitzt, hängt auch von der Meinung anderer ab.

Oft müssen sich die Helden einer Geschichte erst in einer Art Prüfung beweisen, um sie zu erlangen.

Rätsel 38:

Wie lautet die Lösung des Rätsels?

Gesucht wird eine Art der Bekleidung.

Besonders im Winter werden sie vermehrt getragen.

Es gibt sie mit und ohne Absatz.

Auch wenn nur eine Person sie tragen kann, kommen sie immer als Paar.

Manchmal bedecken sie die Beine bis zum Knie oder sogar darüber.

In einem bestimmten Märchen ist ein Tier Träger des gesuchten Wortes.

Rätsel 39:

Wie lautet die Lösung des Rätsels?

Dieser Begriff beschreibt eine Möglichkeit für jemanden sich zu beweisen.

Jemand, der sich bewiesen hat, erhält danach oft eine Belohnung.

Oft geht es sowohl um körperliches, geistiges und auch emotionales und moralisches Geschick.

Meist muss sich einer allein beweisen.

Die Art und Weise der Aufgaben kann verschiedene Formen annehmen.

Der Begriff wird auch in der Schule verwendet.

Rätsel 40:

Wie lautet die Lösung des Rätsels?

Gesucht wird ein Gegenstand.

Er wurde vor allem in alten Zeiten zum Kampf eingesetzt.

Zur Herstellung braucht es einen Schmied.

Die Menschen verbinden es oft mit Rittern.

Es ist meist sehr schwer.

Ein berühmte Geschichte erzählt von einem Exemplar, welches in einem Stein steckte.

Rätsel 41:

Wie lautet die Lösung des Rätsels?

Gesucht wird ein Begriff für die Beschreibung von etwas, das jemand nicht hat.

Der Begriff beschreibt das Verlangen nach dem, was jemand nicht hat.

In Märchen können manche Zauberwesen für Erfüllung sorgen.

Ein Dschinn gewährt gleich drei davon.

Zu manch feierlichen Anlässen dürfen Kinder eine ganze Liste davon aufschreiben.

Man sagt auch, man solle vorsichtig damit umgehen, da man nie wissen kann auf welche Art und Weise es vielleicht real wird.

Rätsel 42:

Wie lautet die Lösung des Rätsels?

Es wird ein Gegenstand gesucht.

Mit diesem Gegenstand kann man Stoffe herstellen.

Es wurde besonders vor dem technischen Fortschritt zum Weben benutzt.

Man kann sich daran stechen.

In einem bestimmten Märchen ist es Teil eines Fluchs, der für einen langen Schlaf sorgt.

In einem anderen fällt der Gegenstand in einen Brunnen.

Rätsel 43:

Wie lautet die Lösung des Rätsels?

Es wird der Name von etwas sehr Wertvollem gesucht.

Es ist ein Element und vielseitig einsetzbar.

Die Menschen tragen es bevorzugt als Schmuck.

Doch auch essbar ist es.

Es steht für großen Reichtum und ist teuer.

Früher wurden daraus Kronen gefertigt, die man jedoch nicht auf dem Kopf trug.

Rätsel 44:

Wie lautet die Lösung des Rätsels?

Gesucht wird ein Tier.

Es lebt im Wald.

Oft wird es als listig und trügerisch dargestellt.

Einer Katze recht ähnlich im Aussehen, ist es doch Teil der Familie der Hunde.

Es gilt ebenfalls als sehr schlau.

Ein Erkennungsmerkmal ist die Farbe des Fells.

Rätsel 45:

Wie lautet die Lösung des Rätsels?

Es wird nach einem Teil mancher Pflanzen gesucht.

In einem bekannten Märchen umranken sie ein ganzes Schloss.

Sie sind kein Teil der Blüte.

Sie dienen der Pflanze als Schutz.

Und auch zum Klettern.

Der Kontakt mit diesem Pflanzenteil kann sehr schmerzhaft sein.

Rätsel 46:

Wie lautet die Lösung des Rätsels?

Gesucht wird der Name zweier bekannter Menschen.

Sie sind miteinander verwandt.

Man findet sie in keinem Märchen, doch hat sich ihr Leben viel um Märchen gedreht.

Beide kamen aus Deutschland, doch sind nahezu weltweit bekannt.

Sie haben Einfluss auf viele sprachwissenschaftliche Gebiete gehabt, darunter auch die deutsche Grammatik.

Noch heute sind viele Orte, Preise und andere Dinge nach ihnen benannt.

Rätsel 47:

Wie lautet die Lösung des Rätsels?

Der gesuchte Begriff beschreibt einen Mangelzustand.

Es kann jeden Menschen betreffen.

In Märchen geht es oft darum, damit jemanden zu belehren.

Oder genau diesem Zustand zu entfliehen.

Einige engagieren sich für die Beseitigung dieses Zustands.

Das Gegenteil wird meist Reichtum genannt.

Rätsel 48:

Wie lautet die Lösung des Rätsels?

Gesucht wird ein Bauwerk.

Genutzt wurde es vorrangig zur Wassergewinnung.

Oft ist es aus Stein gebaut.

Außerdem ist es meist rund.

Was einmal darin ist, kommt nur schwer wieder raus.

Dennoch wirft manch einer eine Münze hinein.

Rätsel 49:

Wie lautet die Lösung des Rätsels?

Ein Tier wird gesucht.

Es lebt im Wald, ist jedoch auch außerhalb zu finden.

Seine Nahrung besteht unter anderem auch aus Fisch.

Zum Schlafen ziehen sie sich oft in Höhlen, hohle Baumstämme oder Erdgruben zurück.

Das gesuchte Tier ist ein Raubtier.

Es kann außerdem schwarz, weiß oder braun gefärbt sein.

Rätsel 50:

Wie lautet die Lösung des Rätsels?

Gesucht wird die Bezeichnung für ein Fabelwesen.

Sie werden oft als sehr klein beschrieben.

Zudem besitzen sie meist einen langen Bart.

Kleine Statuen von ihnen sind in den Gärten mancher Menschen zu finden.

Ihrer Art wird handwerkliches Geschick nachgesagt.

Genauso wie eine gewisse Sturheit.

Rätsel 51:

Wie lautet die Lösung des Rätsels?

Es wird ein abstrakter Begriff gesucht, dessen Bedeutung jeder Mensch anders definiert.

Die, die sie besitzen, sind oft begehrt.

Für manche kommt sie von außen, für manche von innen.

Sie ist vom Betrachter abhängig.

In Märchen wird der Begriff meist in Zusammenhang mit Frauen gebracht.

Doch auch eine bestimmte Blume wird von vielen als Inbegriff dessen angesehen.

Rätsel 52:

Wie lautet die Lösung des Rätsels?

Das gesuchte Wort bezeichnet eine bestimmte kulturelle Zeremonie.

Es wird etwas verbunden, das nur der Tod trennen kann.

Es wird gefeiert und getanzt.

In Märchen steht es meist am Ende als eine Art Belohnung.

Eine besondere Bedeutung haben dafür Fingerringe.

Im Idealfall tut der Mensch es aus Liebe.

Rätsel 53:

Wie lautet die Lösung des Rätsels?

Gesucht wird ein Begriff, der die Suche nach einer Antwort beschreibt.

In Märchen und Sagen wird es häufig in Reimen gesprochen.

Die Figuren müssen es meist lösen, um ein bestimmtes Ziel zu erreichen.

Die Antwort kann nur mit dem Verstand gefunden werden.

Manche kostet die Suche nach der Antwort eben diesen.

Doch der, der die Frage stellt, kennt auch immer die Antwort.

Rätsel 54:

Wie lautet die Lösung des Rätsels?

Das gesuchte Wort steht für eine Auseinandersetzung.

Meist muss eine Figur sich in einem Märchen dadurch beweisen.

Um zu bestehen, braucht es jedoch einen Sieg.

Ein Sieg wird reich belohnt.

Dabei geht es jedoch nicht immer nur um Geld.

Es kann sowohl körperlich als auch geistig ausgetragen werden.

Rätsel 55:

Wie lautet die Lösung des Rätsels?

Der gesuchte Begriff wird oft mit einem Helden in Verbindung gebracht.

Es geht dabei um den Umgang mit Angst.

Außerdem ist es nötig um persönlich zu wachsen.

Oft braucht es einer, der sich beweisen muss.

Man kann es weder kaufen noch irgendwo besorgen, sondern nur selbst entwickeln.

Die, denen es fehlt, gehen nicht gerne Risiken ein.

Rätsel 56:

Wie lautet die Lösung des Rätsels?

Es wird die Bezeichnung für einen Gegenstand gesucht.

Gewöhnlich gehört dieser Gegenstand in ein Schloss.

Doch nicht in jedes passt er hinein.

Obwohl man schon sagen kann, er sei verhältnismäßig klein.

Je nach Gebrauch lässt sich damit öffnen oder auch schließen.

Ob es seinen Zweck erfüllt, entscheidet die Form.

Rätsel 57:

Wie lautet die Lösung des Rätsels?

Das gesuchte Wort bezeichnet einen Akt der Zuneigung.

In einigen Märchen kann nur dies einen Fluch brechen.

Es steht außerdem für einen Ausdruck von Liebe.

Bei einer Hochzeit wird damit das Jawort besiegelt.

Man braucht dafür den Mund, doch mit Sprechen hat es nichts zu tun.

Für die meisten Menschen ist es etwas sehr Intimes.

Rätsel 58:

Wie lautet die Lösung des Rätsels?

Gesucht wird die Bezeichnung zur Beschreibung von etwas Übermenschlichem.

In Märchen wird es von einigen Wesen anderer Spezies praktiziert.

Es kann sowohl für das Gute als auch für das Böse eingesetzt werden.

Besonders Hexen oder Feen werden damit in Verbindung gebracht.

Für Menschen überschreitet es die Grenzen des Möglichen.

Jemand, der es selbst nicht beherrscht, ist oft machtlos dagegen.

Rätsel 59:

Wie lautet die Lösung des Rätsels?

Es handelt sich um einen Gegenstand.

Was gesucht wird, ist sehr wertvoll und aus edlen Materialien gefertigt.

Nur wenige dürfen sie tragen.

Sie wiegt schwer auf dem Haupt, selbst wenn sie nur ein geringes Gewicht besitzt.

Die Form ist rund bis oval.

Der Gegenstand steht zugleich für eine Herrschaftsform.

Rätsel 60:

Wie lautet die Lösung des Rätsels?

Das gesuchte Wort beschreibt etwas, das jeder begehrt.

Man kann es weder greifen noch sehen und viele werden es niemals verstehen.

Dennoch spielt es bei allem eine Rolle.

Manch einer sagt, es mache gleichzeitig stark, wie ebenso schwach.

In Märchen überwindet man damit alle Schwierigkeiten.

Auch im realen Leben suchen viele danach, auch wenn sie nicht immer so real ist, wie das Leben.

Lösungen

1. Schneewittchen
2. Dornröschen
3. Rumpelstilzchen
4. Schneeweißchen und Rosenrot
5. Hänsel und Gretel
6. Der Froschkönig (oder der eiserne Heinrich)
7. Frau Holle
8. Rotkäppchen
9. Aschenputtel
10. Rapunzel
11. Die Bremer Stadtmusikanten
12. Das tapfere Schneiderlein
13. Der gestiefelte Kater
14. Der Teufel mit den drei goldenen Haaren
15. Die sieben Raben
16. Hans im Glück
17. Der Hase und der Igel
18. Der Wolf und die sieben jungen Geißlein
19. König Drosselbart

20. Blaubart

21. Prinzessin

22. Wolf

23. Schloss

24. König

25. Fluch/Verwünschung

26. Zeit

27. Prinz

28. Rabe

29. Fee

30. Wald

31. Hexe

32. Baby

33. Stiefmutter

34. Geschwister

35. Apfel

36. Ball/Fest

37. Ehre

38. Stiefel

39. Prüfung

40. Schwert

41. Wunsch

42. Spindel

43. Gold

44. Fuchs

45. Dornen

46. (Brüder) Grimm

47. Armut

48. Brunnen

49. Bär

50. Zwerg

51. Schönheit

52. Hochzeit

53. Rätsel

54. Kampf

55. Mut

56. Schlüssel

57. Kuss

58. Zauberei/Magie

59. Krone

60. Liebe

ENDE

<u>Ich hoffe, das Buch hat dir gefallen.</u>

Im Übrigen wäre ich Dir sehr dankbar, wenn du dir eine Minute Zeit für ein Feedback auf Amazon.de nimmst!

Rezensionen sind für uns freie Autoren sehr wichtig, denn darüber werden sie gemessen! Nimm dir daher doch bitte die Minute Zeit und schreibe eine ehrliche Rezension über dieses Buch!

Weitere Senioren Beschäftigungen

Wir bemühen uns sehr und bringen stetig neue Bücher für Senioren raus, damit es nie langweilig wird ☺

Weitere Bücher von uns findest du hier:

Direkt zu unseren Büchern auf Amazon:
http://bit.ly/sb-autorenseite

Unsere Webseite:
https://senioren-beschaeftigungen.de

Weitere Beschäftigungs Bücher findest du auf Amazon.de, indem du in die Suchleiste „Kristina Büttertz" eingibst, auf eines unserer Bücher klickst, und dann unterhalb des Titels auf dir Buchreihe „Senioren Beschäftigungen" klickst.

<u>Vielen Dank für die Unterstützung.</u>

Haftungsausschluss

Die Umsetzung aller enthaltenen Informationen, Anleitungen und Strategien dieses Buchs erfolgt auf eigenes Risiko. Für etwaige Schäden jeglicher Art kann der Autor aus keinem Rechtsgrund eine Haftung übernehmen. Für Schäden materieller oder ideeller Art, die durch die Nutzung oder Nichtnutzung der Informationen bzw. durch die Nutzung fehlerhafter und/oder unvollständiger Informationen verursacht wurden, sind Haftungsansprüche gegen den Autor grundsätzlich ausgeschlossen. Ausgeschlossen sind daher auch jegliche Rechts- und Schadensersatzansprüche. Dieses Werk wurde mit größter Sorgfalt nach bestem Wissen und Gewissen erarbeitet und niedergeschrieben. Für die Aktualität, Vollständigkeit und Qualität der Informationen übernimmt der Autor jedoch keinerlei Gewähr. Auch können Druckfehler und Falschinformationen nicht vollständig ausgeschlossen werden. Für fehlerhafte Angaben vom Autor kann keine juristische Verantwortung sowie Haftung in irgendeiner Form übernommen werden.

Urheberrecht

Alle Inhalte dieses Werkes sowie Informationen, Strategien und Tipps sind urheberrechtlich geschützt. Alle Rechte sind vorbehalten. Jeglicher Nachdruck oder jegliche Reproduktion – auch nur auszugsweise – in irgendeiner Form wie Fotokopie oder ähnlichen Verfahren, Einspeicherung, Verarbeitung, Vervielfältigung und Verbreitung mit Hilfe von elektronischen Systemen jeglicher Art (gesamt oder nur auszugsweise) ist ohne ausdrückliche schriftliche Genehmigung des Autors strengstens untersagt. Alle Übersetzungsrechte vorbehalten. Die Inhalte dürfen keinesfalls veröffentlicht werden. Bei Missachtung behält sich der Autor rechtliche Schritte vor.

Impressum:

© Senioren Beschäftigungen 2020
1. Auflage. Alle Rechte vorbehalten. Nachdruck, auch in Auszügen, nicht gestattet. Kein Teil dieses Werkes darf ohne schriftliche Genehmigung des Autors in irgendeiner Form reproduziert, vervielfältigt oder verbreitet werden.
Kontakt: Lukas Weithaler/Unser Frau 169/ 39020 Schnals/ Italien/E-mail: info@senioren-beschaeftigungen.de

www.ingramcontent.com/pod-product-compliance
Lightning Source LLC
Chambersburg PA
CBHW050251220526
45465CB00002B/642